AF401167

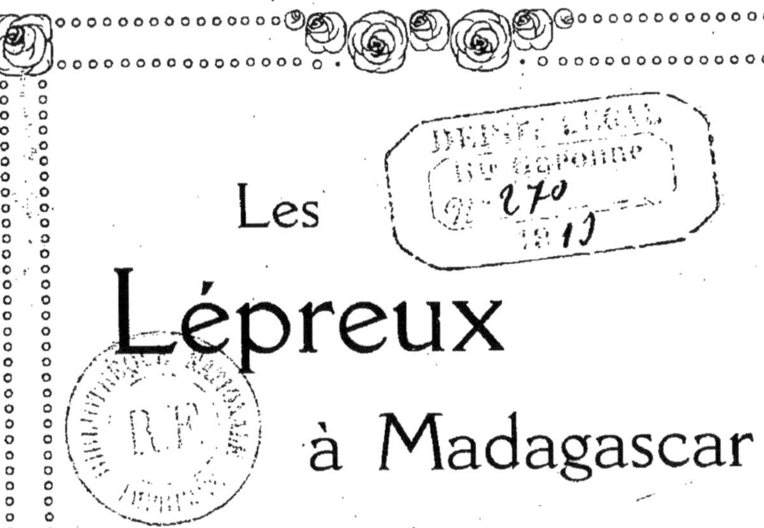

Les Lépreux à Madagascar

DISCOURS

PRONONCÉ

Par M. l'abbé Henri FORNIER

TOUS DROITS RÉSERVÉS

SE VEND AU PROFIT DES LÉPREUX

25 CENTIMES

IMPRIMERIE M. BONNET, TOULOUSE

Vu et approuvé :

DUBOIS,

Prélat Romain,

Vicaire Général de Toulouse.

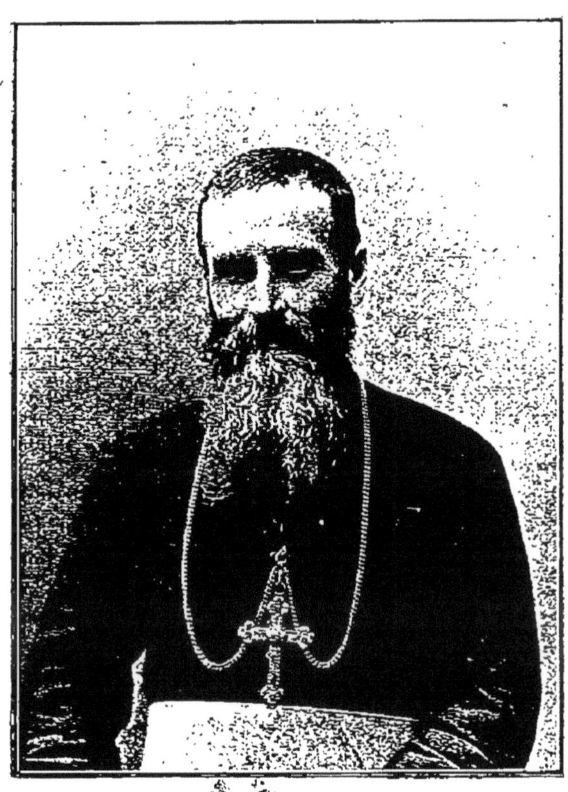

Monseigneur de SAUNE

Vicaire Apostolique
de la Mission Centrale de Madagascar

Héroïsme pour les lépreux

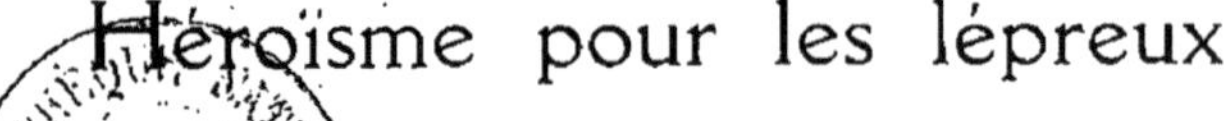

Majorem caritatem nemo habet ut animam ponat quis pro amicis suis.

La plus grande charité consiste à sacrifier la vie pour ses amis.

(Evang. s. Jean, XV, 13.)

Les missionnaires de Madagascar ont gagné à la France et à l'Eglise catholique des malheureux, comme il n'en est guère plus, dans nos climats tempérés et nos pays civilisés; des malheureux atteints d'un mal aussi affreux que redouté dans la grande île, où il est héréditaire et contagieux; des malheureux chassés de leurs villages et de leurs familles; des malheureux condamnés à errer dans les solitudes, à y vivre de misère, à mourir de faim, à être exclus du tombeau de leurs ancêtres, je veux dire les lépreux.

En 1872, le supérieur des jésuites, R. P. Camille de Lavaissière, traversant une forêt, en rencontre une trentaine; ils fuient. « Ne craignez pas, leur dit-il. Je suis votre ami et votre père. » La rosée tombe moins douce et moins rafraîchissante sur la terre brûlée. Ce jour-là, par la prédication d'un Dieu réduit à l'état de lépreux par la flagellation, et pour eux, achevé sur une croix, commençait le paradis pour les lépreux de Madagascar.

En vain, la première guerre de 1883 et la seconde de 1895 leur ont enlevé leurs pères : intact est resté leur attachement à la France et à sa religion catholique. En vain le ministre protestant Richarson s'est-il hasardé à leur accorder une visite et une aumône ; incapable d'un dévouement qui ne se rencontre pas dans les cultes séparés, il n'est pas revenu. En vain après son départ, quelques rares désespérés ont-ils proposé d'adopter sa prière. La grande majorité, quoique privée de tout secours matériel et spirituel, a répliqué : « L'abondance nous a vus Français reconnaissants et catholiques fervents. La famine ne nous forcera à renier ni le Pape notre père, ni la France notre mère. »

En 1895, à peine la paix a-t-elle été signée que les missionnaires sont accourus vers leurs chers lépreux. Et Mgr Cazet, qui était encore le seul vicaire apostolique, n'a cédé à personne le bonheur de leur prêcher une retraite et de confesser les infirmes sur leurs grabats. Et deux léproseries de cent lits chacune ont été installées. Et le résident général, M. Le Myre de Vilers, a dit partout et a écrit : « C'est un chef-d'œuvre au point de vue humanitaire, patriotique, confessionnel. » Et les catholiques malgaches sont allés en pèlerinage vers leurs frères les lépreux, les réjouir de leurs cantiques et les combler de mille douceurs. Et nos soldats, nos braves petits bleus, leur ont accordé la plus cordiale des visites, et eux, ont pris sur leur nécessaire pour leur laisser la plus fraternelle des aumônes. Et ces lépreux qui vivent de bien peu, de 60 francs par an, et ne prolongent guère leur triste existence, ces malheureux entre les malheureux, répètent jusqu'à la fin : « C'est à la France que nous devons des frères dans ses soldats, des pères dans ses missionnaires, en elle la plus aimante et par nous la plus aimée des patries. »

N'importe. Il est une charité plus grande que celle d'une aumône, d'une pièce d'or ou d'une corbeille de fruits offerte à ces infortunés. Il est une charité plus grande que celle d'une visite où, durant le temps que l'on veut, on supporte la vue de leurs visages sanguinolents et les parfums de leurs cases infectes. Il est une charité plus grande que celle d'une mission où, pendant trois semaines au plus, on réalise un effort continu à captiver leurs intelligences rebelles, à approcher son oreille pour les confesser de leurs bouches empestées, à se pencher dans les infirmeries sur des loques sans nom, mais non sans horreur.

Et cette charité suréminente consiste à sacrifier sa vie, à soigner leurs corps et à sauver leurs âmes. *Majorem caritatem nemo habet ut animam suam ponat quis pro amicis suis.*

Par un premier héroïsme, les missionnaires à Madagascar consacrent leur présence à réhabiliter et leur prédication à consoler les lépreux.

Par un second héroïsme, ils s'exposent de sang-froid à contracter leur mal horrible, et de fait meurent lépreux. *Majorem caritatem nemo habet ut animam ponat quis pro amicis suis.*

PREMIÈRE PARTIE

———

Héroïsme à réhabiliter les lépreux

Par sa présence habituelle, réhabiliter à leurs yeux des lépreux, première charité au-dessus des forces ordinaires.

Permettez-moi la légende espagnole du Campéador. Le Cid, type de force, de beauté, de noblesse; le Cid, dans l'éclat de la richesse, de la grandeur, de la gloire, le Cid s'avance fièrement au trot de son cheval sous le grand soleil d'Andalousie. Celui-ci fait resplendir, à l'égal d'un autre soleil, l'armure tout étincelante d'or.

Tout à coup, au détour d'un chemin, le cheval se cabre, effrayé. Il a sous les yeux un être repoussant de saleté et d'infection, des membres rougeâtres comme une écrevisse, un buste humain tout décharné, un lépreux.

Le Cid, habitué au sang et au carnage des champs de bataille, donne de l'éperon et fuit. Mais il est poursuivi par le nuage de tristesse dont son acte de répulsion a abreuvé ce malheureux.

Cette informe loque humaine a une âme comme le Cid, l'âme d'un semblable devant Dieu, l'âme d'un frère en Jésus-Christ. Le Cid tourne la bride et court. Le visage épanoui et le sourire sur les lèvres, il lui jette une aumône. A son Dieu survivant dans le lépreux, de l'or ce n'est pas assez, il lui offre la main. Rien à craindre de ce contact, puisque cette main est, contre l'horrible mal, enveloppée de fer.

Par cette poignée de main, le lépreux se sent arraché à sa dégradation et relevé à la hauteur du géant, qui incarne la gloire de la patrie. Ses yeux éteints s'éclairent et rayonnent. Pourquoi son bonheur ne serait-il pas complet ?

Le Cid enlève son gant et lui donne la main. Jamais, non jamais, au champ d'honneur il ne déploya un pareil courage.

Plus sublimes, à Madagascar, ces Franciscaines de Marie qui, par leur présence continuelle, réhabilitent à leurs yeux les pauvres lépreux ; plus sublimes que le Cid, ces jésuites qui, par leur vie de crucifiés, dans la réclusion des lépreux, les consolent par la prédication du Dieu crucifié.

Héroïques d'abord ces Franciscaines.

Au-dessus de toute solidarité, selon l'expression aujourd'hui à la mode, au-dessus, selon le sens chrétien, de toute charité, héroïque donc en rigueur de termes, a été le départ, héroïque est là-bas l'existence de ces religieuses ignorées du monde. Non seulement par le beau geste d'un instant comme le Cid, mais par un acte prolongé jusqu'à leur dernier soupir, elles ont tout quitté pour aller à Madagascar s'enfermer et n'en plus sortir, dans ces horribles prisons qui ont nom léproseries.

A quelles conditions ont-elles répondu à l'invitation de M. Decrais, ministre des Affaires étrangères? Celles de la nourriture quotidienne, de quelques sous pour la formation de leurs novices ou de leurs recrues, enfin du billet d'aller. Inutile et odieux le billet de retour. Plutôt que de retourner en France, où elles seraient un effroi pour les bien portants et un danger pour la santé publique, toutes rêvent de mourir de la lèpre en soignant les lépreux.

En attendant, par leur simple présence elles réhabilitent ou relèvent à ses yeux le pauvre lépreux. Ce banni qui est servi par des jeunes filles saines et fortes, qui est pansé par des femmes nobles et distinguées, qui est choyé par des religieuses d'une condition au-dessus de la sienne, se dira à coup sûr: « Pour être mulâtre ou nègre, libre ou esclave, à peine atteint ou à moitié rongé, je n'appartiens pas à une race inférieure à la race de celles qui, de plein gré, se sont mises à mes pieds. Si je suis séparé de mes semblables, ce n'est pas par dégradation, mais par prudence, pour ne pas étendre la contagion. Pas plus que celles qui par amour se sont séquestrées avec moi, je n'ai perdu mes droits de cité. Si je suis emprisonné, ce n'est pas par injustice. Pas plus que les blanches victimes qui, ici, me sacrifient de nuit comme de jour leur fraternelle présence, je ne subis un châtiment immérité. »

« Ah! je souffre cruellement de la maladie qui me dévore tout vivant, et je suis torturé par la désespérance de ne pas guérir. Mais je ne suis plus seul. Mon incessant martyre est partagé par l'élite de la société et l'héroïsme de la charité.

« Des femmes, qui avaient tout pour elles, ont tout quitté, ont renoncé aux douceurs de leur foyer chéri, et à la possibilité de se créer un intérieur encore plus aimé pour ne cultiver d'autre famille que celle des lépreux. »

Et ces lépreux élevés jusqu'à elles, que dis-je, au-dessus d'elles, puisqu'elles se sont constituées leurs servantes, par ces héroïnes ne seraient réhabilités ?

Par la prédication du Divin Crucifié, consoler et sauver l'âme des lépreux, seconde charité au-dessus des forces ordinaires.

Comme ces femmes héroïques, des hommes parfois riches, nobles, grands, quelques-uns savants et éloquents, ont foulé aux pieds réputation et honneurs, opulence et délices, tout ce que le monde convoite, pour se dévouer à l'apostolat des lépreux, par la prédication d'un Dieu crucifié. Bien plus, appuyant leur parole sur l'exemple, ils se sont condamnés à leur vie de crucifiés. Et ces lépreux, par ces héros, en ce monde et pour l'au-delà de ce monde, ne seraient pas consolés ?

D'abord pour ici-bas, quel adoucissement à leur martyre d'apprendre que le Christianisme tout entier repose sur l'expiation, c'est-à-dire sur la rédemption ou le rachat de l'humanité par la douleur ; que le Sauveur a peu vécu, mais a souffert comme personne n'a souffert ; que son chef-d'œuvre a été d'expirer sur une croix ; que ceux qui sont vraiment siens parachèvent à travers les siècles, les uns par leur mort vio-

lente, les autres par leur mortification volontaire,
d'autres par la mort interminable d'un mal incurable,
l'œuvre ininterrompue du Calvaire! Quel baume à
leurs angoisses d'entendre de saint Paul que l'Evan-
gile se résume dans le crucifiement du Calvaire!
Quel avantage d'être, par leurs tortures, plus chré-
tiens que la plupart, puisqu'ils sont, plus que les
autres, crucifiés avec leur Dieu crucifié! Quelle
faveur d'être, dans la mesure de leurs tortures physiques et morales, non pas des déshérités du Sauveur
et des disgraciés, mais des préférés et des privi-
légiés!

Pour l'autre vie se prépare pour eux, en Paradis, exempte de douleur et débordant de jouissance,
une éternelle félicité. Un moment d'épreuve, ils ne
coulent de longs jours, un instant leur achète là-haut
un poids immense de gloire et de bonheur. Et ils ne
seraient pas consolés! Plus ils accusent de ressem-
blance par leurs plaies vives avec le Christ qui après
la flagellation, couvert de blessures sanguinolentes,
s'est assimilé à un lépreux, plus ils acquièrent de
droits à sa prédestination. Et ils ne seraient pas consolés! A la masse de tribulations qui auront broyé
leurs membres, écrasé leurs âmes, et fatalement
secoué leur foi, correspondront les torrents de délices dont s'enivre la Trinité. Et ils ne seraient pas
surabondamment consolés!

Cette félicité pour le ciel, ce baume si pénétrant
sur la terre, tout cela par quelle bouche est-il révélé
et par quelles mains dispensé? Par celles de ces
missionnaires qui leur prêchent Jésus, qui, se con-

damnant à une vie de crucifiés, réussissent à souhait
à les consoler.

N'importe, il est un héroïsme plus sublime que
celui des Jésuites qui consolent et des Franciscaines
qui réhabilitent. Et il consiste pour les missionnaires,
quels qu'ils soient, à accepter froidement à devenir,
et de fait, à mourir lépreux.

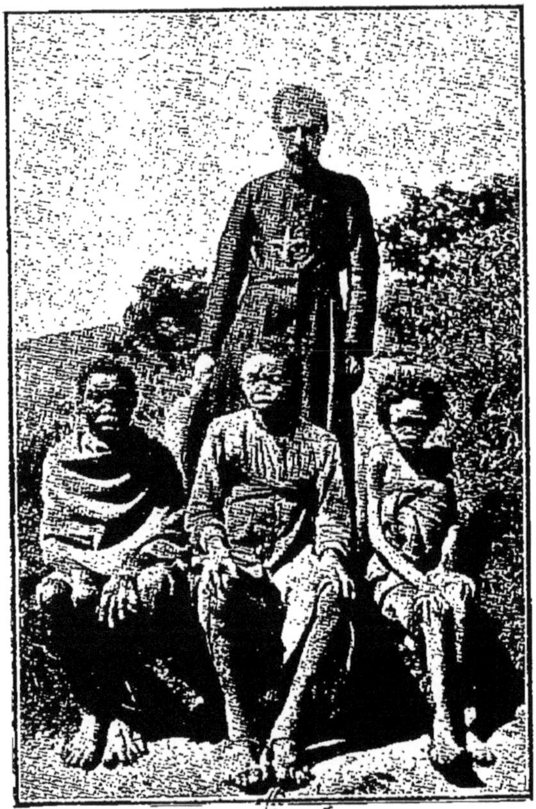

Le P. BEYSIM

Missionnaire de la Compagnie de Jésus

DEUXIÈME PARTIE

Héroïsme à devenir et à mourir lépreux

Quelle maladie serait plus affreuse que la lèpre ? La peste ? Quelles que soient les causes qui l'aggravent et les caractères qui la spécifient, en quelques jours, en quelques heures, en un instant foudroyant, ce n'est pas rare, elle terrasse sa victime. La folie ? D'ordinaire elle ravit avec la raison la réflexion qui décuple la douleur physique par les souffrances morales de l'exaspération. D'ordinaire inaccessible, partant inconnue, est aux aliénés cette certitude de ne pas guérir, qui est le désespoir.

Qui donc s'exposera de plein gré à cette abominable lèpre avec la certitude de la contracter ? Des héros entre les héros.

Lors de la discussion à la Chambre des députés, en 1901, des lois contre les congrégations, le résident de France à Madagascar, M. le Myre de Vilers, disait : « Risquer sa vie sur les champs de bataille, dans les ambulances en temps de variole, dans les hôpitaux en plein choléra, c'est du courage, mais un

BIBLIOTHÈQUE NATIONALE — IMPRIMÉS

courage qui ne dépasse une femme de foi et un homme de cœur. Mais s'enfermer vivant et bien portant dans un sépulcre de mort, où la plus atroce des maladies vous guette, où inévitablement tôt ou tard elle vous saisira, où durant quelques années elle rongera la peau, la chair, les os, et après vous avoir dévoré à belles dents, elle vous tuera. Voilà un héroïsme supérieur aux forces humaines. Voilà l'héroïsme des héroïsmes. »

Le paganisme regardait la pauvreté comme un vice, l'infirmité comme un outrage de la nature plus digne d'horreur que de pitié, les indigents incapables de s'utiliser, comme moins intéressants que les animaux bons au service. Voilà pourquoi il supprimait les lépreux, comme les aveugles et les sourds-muets, comme les vieillards et les incurables, non par la charité, mais par l'extermination.

Hier, pour les lépreux, jusqu'où la Chine poussait-elle la civilisation et l'humanité ? Elle creusait des puits aussi larges que profonds, y entassait des pins, de la résine, du pétrole, et quand l'incendie allumé par une étincelle électrique jetait des flammes tourbillonnantes, elle y précipitait, à coups de baïonnettes, les lépreux qu'on avait pourchassés dans toute la province.

Moins barbare, Madagascar, avant la conquête par la France, les dispersait dans les forêts. Elle espérait bien que les intempéries, que les serpents, que les tigres, que les vautours, plus vite encore que leur dévorante maladie, en purgeraient la terre. Par un reste de pitié, on leur accordait de se construire des huttes misérables, de déposer sur une pierre à proximité une corbeille destinée à recevoir les offrandes, et d'y attacher une sonnette pour éviter une rencontre dangereuse aux bien portants égarés dans les solitudes.

Enfin humaine parce qu'elle est chrétienne, la France s'est émue de compassion. Comment les secourir efficacement et prudemment ? Hélas ! En séquestrant les malades et en transformant les hôpitaux en véritables prisons.

Mais pour s'enfermer dans ces enfers et n'en plus sortir, pour soigner ces corps en dissolution, où trouver des femmes, ou plutôt des héroïnes ? Pour convertir et sauver ces âmes d'idolâtres, où prendre des héros ?

Parmi les professeurs et prôneurs d'humanité, d'altruisme, de solidarité ? Pas un qui à son profit ne tourne les malheurs du peuple. Pas un qui, pour le secourir ou le servir en réalité, s'expose ou se dévoue. Songer simplement à ces révoltants égoïstes, folie. De quel côté donc s'est retournée la France, c'est-à-dire ce gouvernement maçon et laïcisateur ? Du côté de ces congrégations qu'il a par milliers, des asiles de la prière et de la contemplation, de la solitude et de la pénitence, de l'enseignement et de l'éducation, de l'apostolat et de la prédication, de la charité même auprès des misères physiques et morales de l'humanité; il se retourne vers ces associations religieuses que de partout il a sacrilègement expulsées. A son secours il a appelé les Franciscaines de Marie, qui restent les dignes sœurs de cette reine de Hongrie, sainte Elisabeth, qui a fait coucher un lépreux dans son lit. Il a appelé ces Jésuites incorrigiblement obstinés à être des ordres religieux, les plus militants, à se dresser comme des murs d'airain aux invasions de l'impiété, à refouler dans leurs derniers retranchements les ennemis de la patrie comme de la religion, du pape, de Jésus-Christ. Malgré trois siècles et demi d'existence, ils n'ont pas dégénéré de ce François-Xavier, qui à la fois rendait à l'Eglise romaine autant de royaumes que le protestantisme lui en avait ravi, et guérissait par son contact la lèpre comme toutes les autres maladies.

Nous voici, nous voici, ont répondu aux expulseurs les Franciscaines de Marie. Par un héroïsme réfléchi elles se sont enfermées pour n'en plus sortir dans l'horrible prison, elles ont convoité les postes les plus périlleux, les dortoirs, les infirmeries, et se sont mises jusqu'au dernier soupir aux pieds du rebut de l'humanité. Là, par un héroïsme continu, elles lavent la vaisselle et secouent le lit des lépreux, elles pansent et bandent leurs plaies, elles touchent et remuent les infirmes, de leurs doigts elles ferment les yeux des défunts, de leurs mains elles étendent les cadavres dans la bière, et entre leurs bras les portent à leur dernière demeure. Par le plus sublime des héroïsmes, toutes finissent par contracter l'épouvantable mal et par mourir de la lèpre.

Pareil ou égal l'héroïsme des Jésuites. Vous les jugerez tous par deux d'entre eux, le P. Dupuy et le P. Bensym.

Un héros d'abord le P. Bensym. Bien qu'appartenant à la haute aristocratie polonaise de Cracovie, et bien qu'âgé de quarante-huit ans, il obtient de ses supérieurs d'être exclusivement employé au service de lépreux, et parmi ceux-ci, d'être séparé de ceux qui sont relativement bien portants. Ambohidratimo est son premier champ de bataille. Telle y est la misère, que chaque semaine compte cinq, six, sept décès. Il se met à l'œuvre. Il mendie les restes de porte en porte à Tananarive. Au retour il se fait cuisinier, et en dehors de l'heure de catéchisme, matin et soir, le reste du temps infirmier. Bientôt il n'enregistre plus que cinq enterrements par an. Il rêve mieux encore. Il convoite à une grande altitude, au centre de l'air le plus pur et avec l'orientation au midi, il convoite un hôpital modèle, où il combattra énergiquement, et où, après lui, quelqu'un peut-être, un jour, vaincra le fléau.

Enfin, à force de démarches auprès des autorités de Madagascar, de lettres à ses nobles compatriotes de Cracovie, de largesses accordées par cette enthousiaste aristocratie polonaise, le premier des rêves du P. Bensym est réalisé. Son asile modèle est achevé. Réalisé le second. Tant et si bien il respire l'atmosphère des lépreux, il touche leurs plaies, il est piqué par les insectes qui les ont mordues, que, devenu dangereux, il se condamne à la réclusion. Réalisé un troisième. Regardez-le dans une série de photographies. Ici il est entouré de gens à la face rongée, les jambes ployées comme un arc tendu, les pieds hypertrophiés ou sans doigts ni talons. Ce ne sont plus que des loques humaines. Là, les manches retroussées, sans robe d'infirmier, sans masque, sans gants, il leur sert à manger. Là il déroule autour d'un moignon de main une bande de toile. Là il nettoie une plaie purulente avec de la charpie. Sur son visage ni frayeur ni dégoût, mais le sourire et l'épanouissement de l'ambition qui jouit à se satisfaire.

Réalisé un désir de bonheur. Comme quelques années après un visiteur lui disait : « C'est merveille que vous soyez indemne », relevant la manche de sa soutane et montrant son bras où grandissait une tache violacée : « Personne ne le sait, mais que je suis fier. »

Réalisé le comble du bonheur. Le 1ᵉʳ octobre 1912, il mourait de la lèpre. Ces lépreux, qui étaient tout pour lui, ont mis sur sa poitrine son crucifix et une image très chère d'une Madone polonaise ; ont couvert son corps d'une gerbe de lys qui en cette saison là-bas étaient fleuris et l'ont déposé dans la fosse creusée de leurs mains au centre de leur cimetière. Autour de sa tombe, les anges de ces malheureux assemblés ne cessent de chanter : « Ici repose, pour ne plus les quitter, un héros entre les héros de la charité. »

- Neuf jours plus tard mourait également de la lèpre un second héros, un Français cette fois, le P. Isidore Dupuy. Héros, il l'avait été d'abord pendant la guerre de la France contre Madagascar.

Né dans le diocèse de Lourdes, il était missionnaire depuis deux ans dans l'Imérina, qui est la province principale, quand en 1894 éclatèrent les hostilités. L'un des derniers, il quitta Tananarive, la capitale, avec l'escorte de M. Le Myre de Vilers.

Dès le premier jour, il céda son cheval à un soldat moins valide que lui et fournit à pied le reste du chemin. D'abord aumônier-interprète du corps du général Voyron, il prend ensuite la tête de la fameuse colonne surnommée : Marche ou Crève. Le premier il entre avec elle le 30 septembre dans la capitale de Tananarive, et le premier il chante dans la cathédrale le *Te Deum* de la victoire. Héros dans les marches et les contremarches qu'il effectue à pied, héros sur les champs de bataille où il brave les balles et les boulets, héros dans les ambulances où il assiste plus de mille mourants ; il est décoré, quoique jésuite, de la Légion d'honneur.

Il s'est montré héros entre les héros durant la paix. A peine a-t-elle été signée qu'il accourt à un district rempli de lépreux. Là les plus atteints sont enfermés. Dans cette infecte et fatale prison, il trouve des délices. Il jouit à vivre de leur vie, à nettoyer, à médicamenter, à bander leurs plaies, à respirer leur air longuement et fréquemment pour les instruire et les catéchiser. Il jouit à se pencher jusqu'à la bouche des infirmes étendus sur leurs grabats pour les confesser ; à toucher leur langue pour les communier et leurs membres pour les extrêmonctier.

Il a joui plus qu'à l'ordinaire quand il a reconnu sur son corps la première trace du mal ; chaque fois qu'une phalange de ses doigts se détachait et qu'un de ses membres se disloquait. Il a joui durant deux ans à assister, au prix d'indicibles souffrances physiques et morales, à la démolition de son corps ; il a joui enfin à mourir de la lèpre.

Ecoutez l'une de ses dernières lettres :

« Jadis les lépreux s'enfonçant dans les bois où ils devaient attendre le terme de leurs misères, emportaient une corbeille à recevoir les quelques feuilles de choux que des passants charitables voulaient leur jeter, et une clochette pour éloigner les voyageurs des pauvres bannis. Aujourd'hui, comme la charité a changé tout cela ! Je n'erre point sous les grands arbres, mais j'habite un appartement confortable. Pas besoin de corbeille ; mes provisions sont renouvelées trois fois par jour. La clochette est là sous la main, mais personne ne fuit et quelqu'un m'arrive à l'instant.

« Tout de même ! Etre traité avec tant de délicatesse, et ne pouvoir rien faire pour se montrer reconnaissant : que c'est cruel ! *Fiat, fiat, fiat.* Isidore Dupuy, chevalier de la Légion d'honneur ? Non, non ! chevalier de la lèpre. » Signature et lettre révèlent, n'est-il pas vrai, un héros entre les héros.

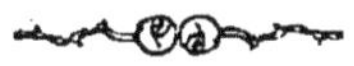

Péroraison

Personne ne peut contester, a dit sur tous les tons
et a écrit à toutes les juridictions, M. Le Myre de
Vilers, que c'est aux missionnaires que la France doit
la possession de Madagascar. Si Madagascar a la
France en très haute considération, et si la France a
là-bas des amis, des alliés, de fidèles sujets, tout cela
est dû à ces Jésuites qui catholisent en évangélisant,
à ces Franciscaines qui réhabilitent en soignant, la
grande île africaine. Oui, la conquête est due à ces
héros et à ces héroïnes qui s'emprisonnent pour n'en
plus sortir avec les plus à plaindre des Malgaches,
contractent leur mal affreux et meurent de la lèpre.

Ces incomparables missionnaires sont-ils payés de
retour ? En 1906, les Franciscaines étaient brutalement
expulsées d'Ambohidratimo où elles traitaient huit
cents lépreux. Désespérés, les catholiques s'échap-
pent la nuit pour rejoindre les jésuites et remplir leurs
devoirs religieux. Les infirmes privés de tout secours
n'ont plus droit à un prêtre qu'à l'agonie.

Aux Jésuites ont été enlevées, d'un trait de
plume, neuf cents de leurs écoles primaires et leurs
40.000 francs d'allocation pour l'enseignement. De
leur grand collège secondaire de Saint-Michel à Ta-

nanarive, ils ont été sommés de chasser les Français
ou les Malgaches. Ils ont gardé les indigènes. Faute
de ressources, ils ont été forcés de fermer l'une de
leurs deux léproseries. Au premier jour, la loi de sé-
paration, suspendue jusqu'ici là-bas, sera appliquée
et leurs biens sacrilègement volés. Et cette mission
qui leur a tant coûté et qui a donné à la France la
possession de Madagascar, serait-elle par cette même
France complètement ruinée ?

Quand même par les maçons sectaires, de fond en
comble, elle serait renversée ; par vous, Mesdames et
Messieurs, qui êtes les croyants, partant les patriotes
et les vrais Français, elle serait relevée et restaurée.

Tant qu'elle tient debout, vous aurez pitié de ces
rebuts de l'humanité qui pullulent là-bas et qui sont
les lépreux. Chacun vit de 60 francs par an. Donnez
une pension à ces malheureux entre les malheureux.

Vous aurez pitié de ces Franciscaines de Marie,
qui, à leurs frais et en se privant de tout, ont bâti et
entretiennent des léproseries. Donnez à de plus mi-
séreuses que vous.

Vous aurez pitié de ces Jésuites que l'on paie, aux
colonies comme à la métropole, que l'on paie de la
conquête à eux due en grande partie de Madagascar,
que l'on paie par la dispersion en France, et là-bas
par la fermeture des écoles, par le retrait des alloca-
tions et, si l'on pouvait, par la famine. Donnez à de
plus nécessiteux et à de plus persécutés que vous.

Vous aurez pitié des lépreux volontaires ! Refuse-
riez-vous de secourir leur mal horrible et d'adoucir
leur interminable agonie ? Donnez à ces Franciscaines

et à ces Jésuites autrement à plaindre et aussi à exalter que vous.

Vous aurez pitié de Jésus-Christ qui, dans ces héros et ces héroïnes, meurt de ne pas mourir. Donnez assez pour le nourrir et l'abreuver dans les missionnaires et leurs hospitalisés ; assez pour le vêtir et l'abriter ; assez pour le soigner et le panser ; assez pour l'instruire, pour le réhabiliter, pour le consoler par l'assurance des compensations surabondantes de l'éternité. Au centuple, vous serez rémunérés, peut-être sur terre, certainement en paradis.

IMPRIMERIE M. BONNET, TOULOUSE.

www.ingramcontent.com/pod-product-compliance
Ingram Content Group UK Ltd.
Pitfield, Milton Keynes, MK11 3LW, UK
UKHW020003130726
13694UKWH00005B/2060